In this book, Labarron's strategy does not consist in changing what you eat. You can change what you eat and it will bring you extra results. With Labarron's strategy you can lose 20 lbs or more within a month. Labarron tested this strategy and it worked like a charm. So what are you waiting for? Let's get started. *Keep daily notes to track your progress.*

Day 1

Record your weight

Walk 10 min

Notes:____

____

____

____

____

____

____

____

____

____

____

____

____

____

____

____

____

Day 2

Walk 10 min

Notes:____

____

____

____

____

____

____

____

____

____

____

____

____

____

____

____

____

Day 3

Walk 10 min

Notes:____

____

____

____

____

____

____

____

____

____

____

____

____

____

____

____

____

____

____

Day 4

Walk 20 min

Notes:____

Day 5

Walk 20 min

Notes:____

Day 6

Walk 10 min

Notes:____

Day 7

Walk 30 min

Notes:____

Day 8

Walk 30 min

Notes:____

____

____

____

____

____

____

____

____

____

____

____

____

____

____

____

____

____

Day 9

Walk 30 min

Notes:

Day 10

Walk 30 min

Notes:____
____
____
____
____
____
____
____
____
____
____
____
____
____
____
____
____
____
____

Day 11

Walk 20 min

Notes:____

____

____

____

____

____

____

____

____

____

____

____

____

____

____

____

____

____

Day 12

Walk 20 min

Notes:____

Day 13

Walk 40 min

Notes:____

Day 14

Walk 40 min

Notes:____

Day 15

Walk 40 min

Notes:____

Day 16

Walk 40 min

Notes:____

Day 17

Walk 40 min

Notes:____

Day 18

Walk 40 min

Notes:___________________________

Day 19

Walk 20 min

Notes:____
____
____
____
____
____
____
____
____
____
____
____
____
____
____
____
____
____

Day 20

Walk 20 min

Notes:____

____
____
____
____
____
____
____
____
____
____
____
____
____
____
____
____

Day 21

Walk 50 min

Notes:____

Day 22

Walk 60 min

Notes:____

Day 23

Walk 1hr 5 min

Notes:____

Day 24

Walk 1hr 10 min

Notes:____

____

____

____

____

____

____

____

____

____

____

____

____

____

____

____

Day 25

Walk 1hr 20 min

Notes:____

Day 26

Walk 1hr 30 min

Notes:____

____

____

____

____

____

____

____

____

____

____

____

____

____

____

____

____

____

Day 27

Walk 1hr 40 min

Notes:____

____

____

____

____

____

____

____

____

____

____

____

____

____

____

____

____

Day 28

Walk 1hr 50 min

Notes:____

Day 29

Walk 1hr 50 min

Notes:________________________________

Day 30

Walk 2hrs

Notes:____

____

____

____

____

____

____

____

____

____

____

____

____

____

____

____

____

____

Day 31

Walk 2hrs

Notes:____

Day 32

Walk 120 min

Notes:____

Day 33

Record your NEW WEIGHT

SMILE!!!

Congratulations, you reached your goal YOU DID IT!!

Notes____

____

____

____

____

____

____

____

____

____

Don't forget to check out Labarron's other great books:

Words Are Powerful (Coming Soon)

Know Who the Hell You Are

What Women Should Know About Men (Coming Soon)

My Daily Miracles By Law Of Attraction

I AM, WHO I AM

All books are available Amazon

Thank you